AF330458

# DE L'ACCOUCHEMENT GÉMELLAIRE[1]

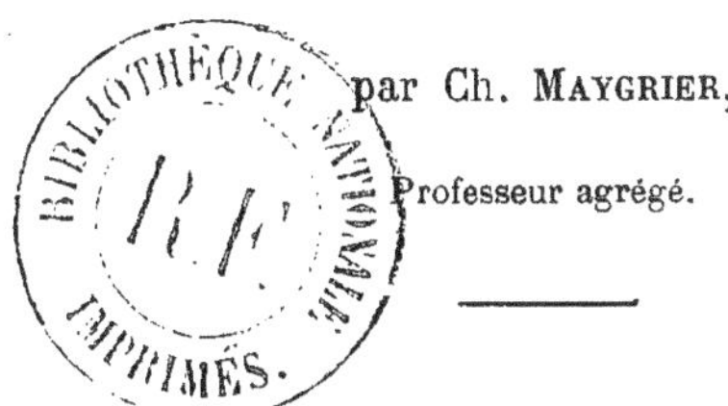

par Ch. MAYGRIER,

Professeur agrégé.

———

Vous avez pu voir, à quelques jours d'intervalles, s'effectuer deux accouchements gémellaires dans des conditions très différentes, l'un s'étant terminé spontanément, et l'autre ayant nécessité une double intervention.

C'est à l'occasion de ces deux faits que je me propose de vous parler de l'accouchement gémellaire, qui constitue un sujet de pratique courante fort intéressant; d'une part, en effet, la conduite à tenir quand une femme accouche de deux enfants normalement, présente certaines particularités qu'il faut bien connaître, et d'autre part, des difficultés, des complications peuvent surgir qui obligent le praticien à des interventions très variables suivant les circonstances.

Voici d'abord le résumé de nos deux observations :

Dans la première, il s'agit d'une femme de 22 ans, primipare, enceinte de huit mois environ, qui fut amenée à la Clinique en travail d'accouchement. A peine était-elle couchée sur un des lits de la salle de travail, qu'on s'aperçut que le périnée bombait et qu'elle était en période d'expulsion. On la toucha rapidement et on trouva une présentation du sommet en occipito-pubienne. Quelques instants après, elle accouchait d'un enfant du sexe féminin, vivant et bien portant. Comme on plaçait la main sur l'utérus, on constata qu'il restait gros, et le palper permit immédiatement de reconnaître qu'il contenait un second fœtus. On fit alors la section du cordon entre deux ligatures. Le deuxième enfant se présentait par le siège en S. I. D. P. Après une courte période de repos, l'utérus se contracta de nouveau, et le second accouchement se termina une heure environ après le premier par la naissance d'un garçon, également en bon état. L'extraction du

---

[1] Leçon faite à la Clinique Tarnier, le 13 août 1898, et recueillie par M. le D<sup>r</sup> Dubrisay, chef de clinique.

tronc et la manœuvre de Mauriceau n'offrirent aucune difficulté. La délivrance eut lieu naturellement quelques minutes plus tard.

Les enfants étaient assez vivaces, mais petits; le premier pesait 1.820 grammes et le second 1.590. Le délivre, du poids de 690 grammes, comprenait deux placentas séparés par un pont de membranes. Les deux œufs étaient juxtaposés, la cloison se composait de deux chorions et de deux amnios. Placés dans une couveuse, les jumeaux s'y sont très bien développés; ils sont actuellement, ainsi que leur mère, en parfaite santé.

Voilà donc un accouchement gémellaire qui s'est effectué avec la plus grande simplicité, sans la moindre complication, et sans que le diagnostic de grossesse double ait pu être établi.

Dans la deuxième observation, le diagnostic, sans être fait d'une façon précise, fut du moins soupçonné par la sage-femme de garde, en raison du volume considérable du ventre. Mais la tension extrême de l'utérus, ses contractions incessantes ne permirent pas de déceler avec certitude la présence des jumeaux. La femme, une primipare de 25 ans, est entrée à la Clinique le 6 août, à 11 heures du soir, deux heures après avoir perdu les eaux, et ressentant quelques douleurs; le travail était alors à son début, et on trouva le col en voie d'effacement. La dilatation se fit avec une grande lenteur, les contractions, bien que très douloureuses et assez rapprochées, restant courtes et de moyenne intensité. Ce n'est que le 7 août, à 6 h. 1/2 du soir, que le col fut enfin complètement dilaté. Mais alors les contractions utérines s'espacèrent de plus en plus, il n'y eut presque aucun effort d'expulsion, et la tête, mal ossifiée, engagée en O I G A, ne progressa plus.

La fatigue de la mère, l'inertie de l'utérus chez une femme très probablement enceinte de jumeaux, décidèrent M. Dubrisay à terminer sans plus attendre l'accouchement par une application de forceps. L'enfant, un garçon, naquit étonné, mais, après l'enlèvement de quelques mucosités de sa bouche, sa respiration s'établit. L'utérus restant volumineux, on constata nettemeut l'existence d'un second jumeau. Après avoir coupé le cordon entre deux pinces placées sur lui, M. Dubrisay pratiqua le toucher et trouva une tête au détroit supérieur. L'auscultation lui apprit que les battements du cœur du deuxième fœtus étaient notablement ralentis. Craignant pour la vie de cet enfant, il rompit alors les membranes et fit une application de forceps sur la tête placée en O I D T. Un second garçon fut ainsi extrait facilement, une heure environ après la naissance du premier. Délivrance naturelle et complète une heure plus tard; pas d'hémorrhagie.

Le premier fœtus pesait 2.250 grammes et le second 2.510 gr. Le délivre, du poids de 870 grammes, était formé de deux masses séparées : il y avait deux poches bien distinctes, et la cloison était formée de quatre feuillets.

La mère et les enfants ont quitté la Clinique en très bon état.

Cette seconde observation ne ressemble, vous le voyez, en rien à la première. Ici l'inertie utérine obligea à terminer artificiellement le premier accouchement, et l'état de souffrance du second enfant nécessita de nouveau l'application du forceps.

Bien que je n'aie pas l'intention de m'occuper de la grossesse gémellaire elle-même, je dois cependant vous rappeler quelques points de son histoire, afin de vous faciliter la compréhension de ce qui va suivre.

Le temps n'est plus où le diagnostic de la présence de deux jumeaux dans l'utérus était considéré comme un problème à peu près insoluble, et où Capuron, un accoucheur du commencement de ce siècle, pouvait dire que ce diagnostic se fait lorsqu'un premier enfant étant né, on s'aperçoit qu'il en reste un second dans l'utérus.

Aujourd'hui, grâce aux procédés d'investigation dont nous disposons, on arrive souvent à reconnaître avec certitude l'existence d'une grossesse gémellaire. L'interrogatoire apprend s'il existe des antécédents de gémellité, soit dans la famille de la parturiente, soit dans celle du père. L'inspection décèle un ventre volumineux, parfois bilobé, dont le développement est exagéré par rapport à l'époque supposée de la grossesse ; il existe souvent de l'œdème suspubien. Le palper permet de sentir trois grosses extrémités fœtales, deux têtes et un siège, par exemple, ce qui suffit pour affirmer le diagnostic ; celui-ci s'impose à plus forte raison, si l'on trouve quatre extrémités fœtales. L'auscultation peut fournir des signes de certitude en démontrant l'existence de deux foyers d'auscultation ; mais il faut qu'elle soit pratiquée simultanément par deux observateurs, qui constatent que le nombre des pulsations n'est pas identique dans les deux foyers, pendant le même laps de temps. Enfin, le toucher, particulièrement quand on le combine au palper, donne de précieux renseignements sur l'existence de jumeaux dans l'utérus, lorsque par exemple, des mouvements imprimés à une partie fœtale située au fond de l'organe gestateur, ne se communiquent pas à une autre partie engagée dans l'excavation, etc...

Le diagnostic d'une grossesse double est donc possible, et l'on peut, en outre, se rendre compte de la situation respective des jumeaux. Ainsi que l'a démontré cliniquement le professeur Budin[1], il existe à cet égard trois variétés principales. Tantôt, les fœtus sont placés l'un à côté de l'autre, *juxtaposés*, ce qui est le cas le plus fréquent. Tantôt, ils sont *superposés*, et, dans ce cas, le jumeau supérieur, doit, pour naître, traverser la poche qu'occupait le jumeau inférieur. Tantôt enfin, et c'est la disposition la plus rare, les fœtus sont placés l'un devant l'autre, *antéposés;* le ventre de la mère fait alors une forte saillie en avant.

Toutefois, il est un certain nombre de circonstances qui peuvent rendre le diagnostic d'une grossesse gémellaire difficile ou même impossible, et que je veux mentionner rapidement.

Sans parler de l'épaisseur exagérée des parois abdominales qui peut gêner la palpation, je signalerai plus spécialement l'hydramnios, complication fréquente des grosses multiples. Si l'excès de liquide amniotique n'existe que dans l'un des deux œufs, le diagnostic est encore possible, la fluctuation restant limitée à une seule poche, et ne se transmettant pas à la poche voisine ; il n'y a alors qu'à bien établir que la poche fluctuante est occupée par un jumeau, et qu'il ne s'agit pas d'une tumeur, d'un kyste de l'ovaire par exemple, compliquant une grossesse simple. Quand il y a hydramnios dans les deux œufs, le diagnostic est fort malaisé et reste souvent méconnu.

La situation des fœtus au devant l'un de l'autre peut créer aussi des difficultés pour le diagnostic, comme l'a bien montré le professeur Budin avec des observations à l'appui. Lorsque le fœtus antérieur n'est pas engagé, et que le postérieur a la tête dans l'excavation, rien de plus simple que d'affirmer l'existence des jumeaux par le palper et le toucher. Mais lorsqu'au contraire, c'est le fœtus antérieur dont le sommet est engagé dans le petit bassin, le postérieur restant situé au-dessus du détroit supérieur, les constatations sont beaucoup moins nettes; la profondeur à laquelle est situé le jumeau postérieur rend son exploration peu facile ; c'est en pareil cas la projection considérable du ventre en avant qui fait penser à une grossesse gémellaire, dont les signes ne peuvent pas toujours être établis avec certitude.

Enfin, le diagnostic peut passer inaperçu ou n'être que soupçonné, lorsqu'on examine seulement la femme alors qu'elle est en travail, et que des contractions incessantes viennent gêner consi-

---

[1] P. BUDIN. Leçons de clinique obstétricale, Paris, Doin, 1886, p. 321. — *Voy. aussi* R. Lamiot, de la situation des fœtus dans la grossesse géméllaire, Thèse Paris, 1888.

dérablement la palpation et l'auscultation. C'est ce qui est arrivé dans nos observations, particulièrement dans la première où la grossesse double n'a été reconnue qu'après la naissance du premier enfant. Il existe pourtant quelques cas dont je vous parlerai dans un instant, où l'on peut faire avec certitude le diagnostic pendant le travail, grâce à une disposition particulière de la poche des eaux.

Après ces préliminaires, j'aborde l'étude de l'accouchement gémellaire.

Il se compose, en réalité, de deux accouchements successifs que je vais vous décrire d'abord dans leur marche et leur terminaison quand les choses se passent naturellement, sans complications, en vous indiquant, en même temps, la conduite que vous devrez tenir en pareil cas.

Le premier accouchement est habituellement plus long qu'un accouchement ordinaire, ce qui tient à différentes causes. D'abord, il a lieu, le plus souvent, un peu avant terme, par suite de la distension exagérée de l'utérus, et le col, n'ayant pas subi complètement les modifications que nous voyons s'accomplir dans les derniers temps de la grossesse, se dilate moins facilement et moins rapidement. En outre, la surdistension même de la matrice peut être une cause d'inertie et de lenteur du travail.

C'est ici le lieu de vous signaler, à propos de la formation de la poche des eaux, une particularité qui se rencontre quelquefois et qui permet de diagnostiquer un accouchement gémellaire. C'est lorsqu'on peut, par le toucher, constater l'existence d'une poche des eaux double ; cette disposition, observée pour la première fois par Smellie, a été signalée depuis par Mme Lachapelle, Dugès, Depaul, et plus récemment par Auvard. Tantôt les deux poches des eaux ont un volume à peu près égal et sont séparées par un sillon plus ou moins profond ; tantôt elles sont très inégales, comme dans un cas que j'ai eu l'occasion d'observer, il y a plusieurs années, à l'Hôtel-Dieu. Appelé auprès d'une femme, chez laquelle la dilatation était complète depuis plusieurs heures, et dont l'accouchement ne se terminait pas, sans qu'on pût établir nettement la cause de la dystocie, je trouvai, par le toucher, deux poches des eaux. Mais, tandis que l'une, énorme, remplissait tout le vagin pour se continuer en haut dans l'utérus par un pédicule étroit, l'autre, plate, masquée par la précédente et située au-dessus d'elle, coiffait une tête fœtale fixée au détroit supérieur. Il y avait donc grossesse gémellaire. L'un des fœtus se présentait par le sommet et les membranes intactes étaient appliquées sur la présentation ; quant à la poche des eaux qui faisait saillie dans le vagin, c'était celle du second œuf qui s'était insinuée entre la paroi pelvienne et la tête du premier jumeau, et, par son volume considérable, elle mettait obstacle à la progression de cette tête. Je dus rompre d'abord cette poche, ce qui donna lieu à un abondant écoulement de liquide. Puis, après avoir rompu également les membranes qui recouvraient la tête située au détroit supérieur, je fis une application de forceps. Le second accouchement ne présenta rien d'anormal.

Il m'a été donné d'observer le même signe en 1887, à la Pitié, avec le Dr Demelin [1]. La constatation, par le toucher, d'une double poche d'eaux chez une femme en travail d'avortement, nous permit de porter avec certitude le diagnostic d'avortement gémellaire à 4 mois et demi de grossesse.

Je reviens à l'accouchement du premier jumeau. La dilatation est complète. Si les membranes ne sont pas rompues, on les rompt, et la sortie du fœtus va s'effectuer. A ce propos, il est intéressant de noter la fréquence des diverses présentations dans les accouchements gémellaires.

Voici des chiffres formés par la réunion de deux statistiques, celle de Depaul à la clinique, et celle de Tarnier à la Maternité ; ils proviennent du *Traité d'accouchement* de Tarnier [2].

Sur 316 accouchements, on a observé :

| | |
|---|---|
| 131 fois..................... | 2 sommets. |
| 81 fois..................... | 1 sommet et 1 siège. |
| 47 fois..................... | 1 siège et 1 sommet. |
| 29 fois..................... | 2 sièges. |
| 14 fois..................... | 1 sommet et 1 épaule. |

Dans les 14 autres cas, il y a eu des combinaisons de présentations beaucoup plus rares : le siège et l'épaule, le sommet et la face, le siège et la face, les deux épaules, etc.

J'ajoute que le premier fœtus se présente plus souvent par le sommet que le second, ce qu'expliquent très bien les difficultés de l'accommodation pour ce dernier.

Le premier enfant est né ; on place la main sur le fond de l'utérus pour s'assurer qu'il se rétracte bien ; puis on pratique immédiatement la section du cordon ombilical entre deux ligatures. La double ligature du cordon s'impose à cause de la possibité d'une

[1] MAYGRIER et DEMELIN. Etude clinique sur l'avortement multiple. *Arch. de Tocologie*, février 1892.

[2] TARNIER et CHANTREUIL. *Traité de l'art des accouchements.*

communication entre les circulations des deux fœtus, comme cela
a lieu dans la grossesse gémellaire univitelline. Dans ce cas, l'absence de ligature du bout placentaire du cordon entraînerait fatalement une hémorragie du second enfant et sa mort.

En ce qui concerne le sexe des jumeaux, je vous rappelle ici, en passant, que, dans les grossesses univitellines, les enfants sont toujours du même sexe, tandis que, dans les grossesses bivitellines, ils sont ou de même sexe ou de sexe différent. Du reste, d'une façon générale, les fœtus sont de même sexe dans un tiers des cas environ, tandis qu'ils sont de sexe différent dans les deux tiers des cas, avec proportion égale de garçons et de filles.

Une petite précaution, qui n'est pas sans importance au point de vue légal, consiste à marquer le premier enfant qui vient de naître d'un signe quelconque, afin de pouvoir le reconnaître, car, contrairement à une opinion assez répandue dans le public, c'est bien le premier jumeau qui naît qui est l'aîné.

Le premier accouchement terminé, que va-t-il se passer? Habituellement, un certain intervalle de temps s'écoule, 15 à 20 minutes environ, au bout duquel les contractions utérines réapparaissent et le deuxième accouchement se fait à son tour, généralement avec rapidité et très facilement.

Mais il n'est pas toujours ainsi et diverses éventualités peuvent se présenter. L'utérus reste en repos et ne se contracte plus. Dans quelques cas, même il peut se faire que les placentas étant complètement séparés, le premier se détache et qu'une première délivrance ait lieu; puis tout rentre dans l'ordre. On a pu voir ainsi des femmes conserver, un ou plusieurs jours, leur second jumeau avant qu'il soit expulsé.

Que convient-il de faire en pareil cas? L'avis unanime des accoucheurs est de ne pas attendre que le col se referme, et d'éviter à la femme l'ennui et la fatigue d'un nouveau travail; aussi, lorsque le second accouchement ne se fait pas dans un court délai, qui ne doit guère dépasser une heure, est-il indiqué d'en favoriser la terminaison en rompant les membranes de l'œuf resté dans l'utérus.

Toutefois, il est des cas où l'on pourrait être autorisé à attendre. C'est lorsque le premier fœtus est né à une époque encore éloignée du terme, très petit et faible, à six ou sept mois par exemple, que son placenta a été expulsé, et qu'on a l'espoir de voir la grossesse se prolonger; le second enfant pourra ainsi naître ultérieurement avec une vitalité plus grande et des chances plus nombreuses de survivre. Ces cas sont rares. Ou bien on a lieu de supposer qu'il y a eu superfœtation ; le premier fœtus étant né bien développé, on constate que celui qui reste est très petit. Si l'utérus ne se contracte plus après la naissance du premier enfant, l'expectation peut encore ici permettre au second d'acquérir un plus complet développement.

Il est de toute évidence que cette expectation devient de rigueur lorsqu'il se produit un avortement simple et qu'on soupçonne une grossesse multiple. Je connais une dame chez laquelle, après une fausse couche de trois mois, la grossesse continua son cours, et qui accoucha, près du terme, de deux jumelles qui sont aujourd'hui de grandes jeunes filles. Elle avait donc une grossesse trigémellaire et l'un des fœtus put être expulsé dans un avortement, sans que la grossesse fût interrompue pour les deux autres.

Je viens de vous exposer la conduite que vous devrez suivre dans un accouchement gémellaire quand tout a lieu normalement. Les choses ne se passent pas toujours aussi simplement et le pronostic devient moins favorable dans certaines conditions, par le fait de difficultés et de complications dont j'ai maintenant à vous parler.

Je n'insiste pas sur les cas où une présentation, autre que celle du sommet, nécessitera votre intervention, où vous serez obligé, par exemple, de faire, pour l'un des jumeaux ou pour les deux, une extraction du siège, une version à cause d'une présentation de l'épaule, etc. L'indication est la même que dans une grossesse simple ; l'opération peut seulement présenter quelques difficultés quand elle a lieu sur le premier enfant ; j'y reviendrai.

Mais il est d'autres circonstances qui peuvent modifier singulièrement la marche et la terminaison de l'accouchement.

Tout d'abord, la faiblesse des contractions et l'inertie utérine constituent une complication relativement fréquente de l'accouchement gémellaire, je vous en ai déja parlé. Lorsque cette inertie se prolonge outre mesure, la longue durée du travail n'est pas sans danger, surtout si les membranes sont rompues. Si la dilatation n'est pas complète, on s'efforcera de réveiller les contractions utérines et d'accélérer l'accouchement ; les injections chaudes, l'écarteur de Tarnier, la dilatation manuelle du col seront employés dans ce but. Une fois la dilatation complète, il ne restera qu'à terminer l'accouchement artificiellement. C'est pour une complication de cet ordre, vous vous le rappelez, que M. Dubrisay a dû faire chez une de nos femmes une double application de forceps.

Voici maintenant des difficultés d'un autre ordre. Il est des cas où, soit parce qu'il y a présentation du siège, soit par suite de procidences, vous pourrez rencontrer plusieurs membres inférieurs dans le vagin. Il faut alors bien prendre garde de saisir deux membres appartenant à des fœtus différents. La règle absolue est de ne jamais tirer que sur un seul membre inférieur sauf à l'abandonner et à exercer ensuite des tractions sur un autre, en cas d'insuccès.

La procidence du cordon ou des cordons comporte les mêmes indications que dans un accouchement simple ; réduction de l'anse prolabée quand le col n'est pas suffisamment dilaté ; terminaison de l'accouchement par le forceps ou la version, quand la dilatation est complète : je n'insiste pas.

Parfois, la situation se complique d'un rétrécissement du bassin. Dans un cas que j'ai récemment rapporté à la Société d'obstétrique de Paris (1), je me suis trouvé aux prises avec une difficulté de ce genre. Le bassin était rétréci ; son diamètre promonto –sous-pubien mesurait 10 centimètres 3. La grossesse était à terme. Les deux fœtus se présentèrent par le sommet; mais chaque fois la tête resta au détroit supérieur sans aucune tendance à s'engager. Je fus obligé de faire deux versions. A ce propos, je vous ferai remarquer que la version sur un premier jumeau demande à être pratiquée avec beaucoup de circonspection ; il faut suivre bien exactement le tronc du fœtus et arriver ainsi aux pieds sans dévier, de façon à éviter de prendre le pied appartenant à l'autre jumeau. Dans le cas auquel je fais allusion, les deux enfants furent extraits vivants avec une certaine peine, et l'un d'eux présentait sur son pariétal postérieur un large et profond enfoncement qui s'était produit par la pression de la tête sur l'angle sacro-vertébral. Ils ont d'ailleurs survécu et se sont bien développés.

J'ai à vous signaler maintenant des difficultés tout à fait spéciales à l'accouchement multiple ; elles sont dues à l'engagement simultané des fœtus. Indiquée par Joulin et par Tarnier, et bien étudiée par Besson dans sa thèse en 1877, cette complication peut se produire de diverses manières.

Dans un premier cas, les fœtus se présentant tous deux par le sommet, les deux têtes pénètrent ensemble dans l'excavation, et se font mutuellement obstacle, en sorte que toute progression de l'une ou de l'autre devient impossible. Parfois même elles exercent l'une sur l'autre une compression telle que des enfoncements et

1 MAYGRIER, *Bulletin de la Société d'obstétrique de Paris*, 6 avril, 1898.

des fractures peuvent en résulter. Quand on se trouve en présence
d'un cas de ce genre, on doit essayer d'abord de refouler l'une
des têtes au-dessus du détroit supérieur. Si on ne réussit pas, on
peut tenter une application de forceps sur la tête qui paraît la
plus engagée. Enfin, en cas d'échec du forceps, il ne reste qu'à
sacrifier l'un des enfants en faisant une craniotomie, la diminu-
tion du volume d'une des deux têtes engagées pouvant seule permettre à l'autre d'effectuer son dégagement.

Dans un autre cas, il peut y avoir un véritable accrochement
céphalique. Le premier jumeau s'est présenté par le siège ; son
tronc est au dehors, mais sa tête est restée dans l'excavation où
se trouve en même temps qu'elle la tête de l'autre enfant. Les
deux têtes s'accrochent soit par les pariétaux, soit par le menton
ainsi que Mme Lachapelle en a cité des exemples. Que faire?
On peut tenter de refouler la tête du second jumeau, mais on y
réussit bien rarement. Il vaut mieux essayer d'appliquer le forceps sur la tête du second jumeau, comme l'a fait Depaul[1] avec
succès; on achève ensuite l'extraction du premier. Mais le forceps
peut échouer, et il faut encore en arriver à sacrifier l'un des
enfants. Si le premier, celui dont le tronc pend au dehors, est
mort, ce qui est fréquent, on peut pratiquer sur lui la décollation ;
puis, sa tête étant après cette opération facilement refoulée dans
l'utérus, on extrait l'autre fœtus; on termine enfin par l'extraction
de la tête restée seule dans la cavité utérine. Ou bien on pourra
pratiquer la craniotomie sur la tête du second jumeau de façon à
extraire le premier, s'il est encore vivant.

D'autres difficultés peuvent se rencontrer, dues à la même
cause : c'est ainsi que les deux sièges peuvent s'engager en même
temps, dans ce cas, il faut, comme je vous l'ai dit, n'exercer de
tractions que sur un seul pied pour éviter d'aggraver la situation.

Les variétés les plus singulières de dystocie due à l'enclave-
ment des jumeaux ont été observées. Sans vouloir les passer
toutes en revue, je vous signalerai seulement ce fait rapporté par
Jacquemier[2]. Il fut appelé auprès d'une femme mourante, qui était
en travail depuis huit jours et n'avait pu être délivrée. On avait
vainement essayé d'extraire le fœtus qui se présentait par le
sommet en O I G A. Or, à l'autopsie, on trouva un second jumeau,
qui était placé transversalement, et dont le cou embrassait si soli-
dement celui du premier, qu'il mettait un obstacle invincible à
l'expulsion de celui-là.

[1] DEPAUL. Leçons de Clinique obstétricale. Paris, 1872-76 p. 255.
[2] JACQUEMIER. Manuel des accouchements, Paris, 1846, t. II, p. 131.

Dans bon nombre de ces cas, la conduite à tenir est impossible à préciser. L'accoucheur doit agir suivant les circonstances en ayant pour principe de sauvegarder avant tout la mère et de ne pas hésiter à sacrifier l'enfant si cela est absolument nécessaire pour la terminaison de l'accouchement.

Il me reste à vous signaler les cas les plus graves de dystocie fœtale dans l'accouchement gémellaire, car d'ailleurs extrêmement rares. C'est lorsqu'il s'agit de monstres soudés, désignés sous les noms caractéristiques de sternopages, ischiopages, pygopages, céphalopages, etc,, suivant le lieu où se fait l'adhérence. Je ne vous en dirai que quelques mots. Quelque étonnant que cela paraisse, il est cependant un certain nombre de ces jumeaux adhérents qui ont pu venir au monde vivants : tels sont les frères Siamois qui vécurent longtemps, puisqu'ils purent se marier et avoir des enfants, Millie-Christine, Rosa-Josépha, etc., etc.

Le mécanisme de l'accouchement se fait alors d'une façon particulière qui a été bien étudiée, pour les sternopages, par le P[r] A. Herrgott [1]. Mais, le plus souvent, ces monstres ne peuvent être extraits qu'au prix d'opérations sanglantes et mutilatrices et, ici encore, le salut de la mère doit passer avant tout. Avant d'en finir avec ce sujet, je tiens à vous rappeler un précepte important de Dugès à l'égard du diagnostic de la dystocie qui m'occupe. C'est de ne jamais négliger d'introduire la main dans l'utérus quand on constate que plusieurs membres se présentent simultanément, de façon à s'assurer s'ils appartiennent à des fœtus séparés ou à des monstres adhérents; le pronostic et le traitement diffèrent essentiellement dans les deux cas.

Me voici arrivé à la délivrance. Deux cordons pendent à la vulve. Que devez-vous faire? Quelles règles observerez-vous? D'une façon générale, vous agirez exactement comme lorsque vous avez à pratiquer la délivrance à la suite d'un accouchement simple. Vous devrez donc attendre que le placenta ait pénétré dans le vagin, pour l'extraire. Mais faut-il ensuite exercer des tractions sur les deux cordons ou sur un seul, et plus particulièrement sur le second, comme le conseillaient les anciens. Il faut éviter de tirer sur les deux cordons à la fois, et le mieux est de saisir d'abord simplement celui qui correspond au placenta le plus engagé, puis, ensuite l'autre, si cela est nécessaire. On doit, d'ailleurs, faire ces manœuvres avec une plus grande lenteur et très prudem-

---

[1] A. HERRGOTT. *Annales de gynécologie*, décembre, 1886, p. 422.

ment, pour éviter de déchirer le placenta ou les membranes et en cas de difficultés, on n'hésitera pas de faire la préhension manuelle du délivre pour être sûr de l'extraire en totalité.

En terminant, je dois vous dire quelques mots d'une complication assez fréquente et souvent grave de l'accouchement gémellaire, des hémorragies.

Elles peuvent survenir à toutes les périodes du travail, après le premier ou le second accouchement, pendant ou après la délivrance.

Quand une hémorragie survient après le premier accouchement, elle indique ordinairement un décollement prématuré du placenta et pour peu qu'elle soit abondante, il faut se hâter de terminer artificiellement l'accouchement.

Parfois, lorsque les fœtus sont superposés, c'est au moment de la rupture de la seconde poche que le sang s'écoule. Ce fait s'explique par l'existence, dans l'épaisseur même de la cloison, d'un épanchement de sang provenant d'un décollement du placenta et qui a passé entre les membranes. Le P[r] Budin [1] en a rapporté des exemples, et j'ai moi-même eu l'occasion d'observer un cas semblable.

Si l'hémorragie se produit après la sortie du second jumeau, il faut immédiatement pratiquer la délivrance artificielle.

Quand, enfin, la femme perd du sang après la délivrance, on doit recourir au traitement habituel des hémorrhagies post-partum. Ce traitement consiste essentiellement, vous le savez, à introduire la main dans la cavité, à la vider des caillots qu'elle contient et à faire ensuite, dans l'utérus, une injection chaude à 48°. On peut, si on le juge nécessaire, assurer la rétraction de l'utérus à l'aide d'une injection d'ergotine ou d'ergotinine. Enfin, on se préoccupera de remonter les forces de la femme par le traitement général de l'anémie consécutive aux hémorragies : chaleur, alcool, injections d'éther et de sérum artificiel, etc.; traitement dans le détail duquel je n'ai pas à entrer aujourd'hui.

---

[1] P. Budin. *Obstétrique et gynécologie*, Paris, 1886, p. 475.